SOJA

EDITORA EKO

Editoração Eletrônica
©Brava Propaganda

Design de Capa
©Brava Propaganda

Compilação e Texto
Selma Rutzen

Revisão
Cristina Klein

IMPRESSO NA CHINA
www.eko.com.br

Dados Internacionais de Catalogação na Publicação (CIP)
(Câmara Brasileira do Livro, SP, Brasil)

Soja / [texto Selma Rutzen] . -- Blumenau, SC:
Editora Eko, 2008. -- (Saúde Básica)

Bibliografia.
ISBN 978-85-7324-720-6

1. Culinária (Soja) 2. Natureza - Poder de cura
3. Naturopatia 4. Saúde - Promoção 5. Soja 6. Soja
- Uso terapêutico I. Rutzen, Selma II. Série

07-9542 CDD-615.535

Índices para catálogo sistemático:

1. Soja : Alimento natural : Promoção da saúde :
Medicina natural 615.535

Soja

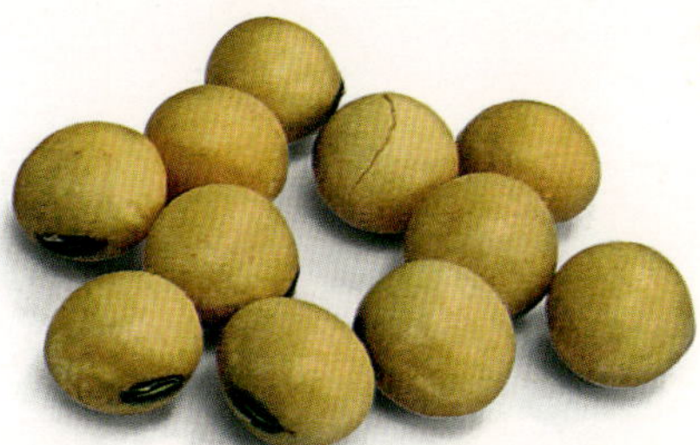

Editora EKO

Índice

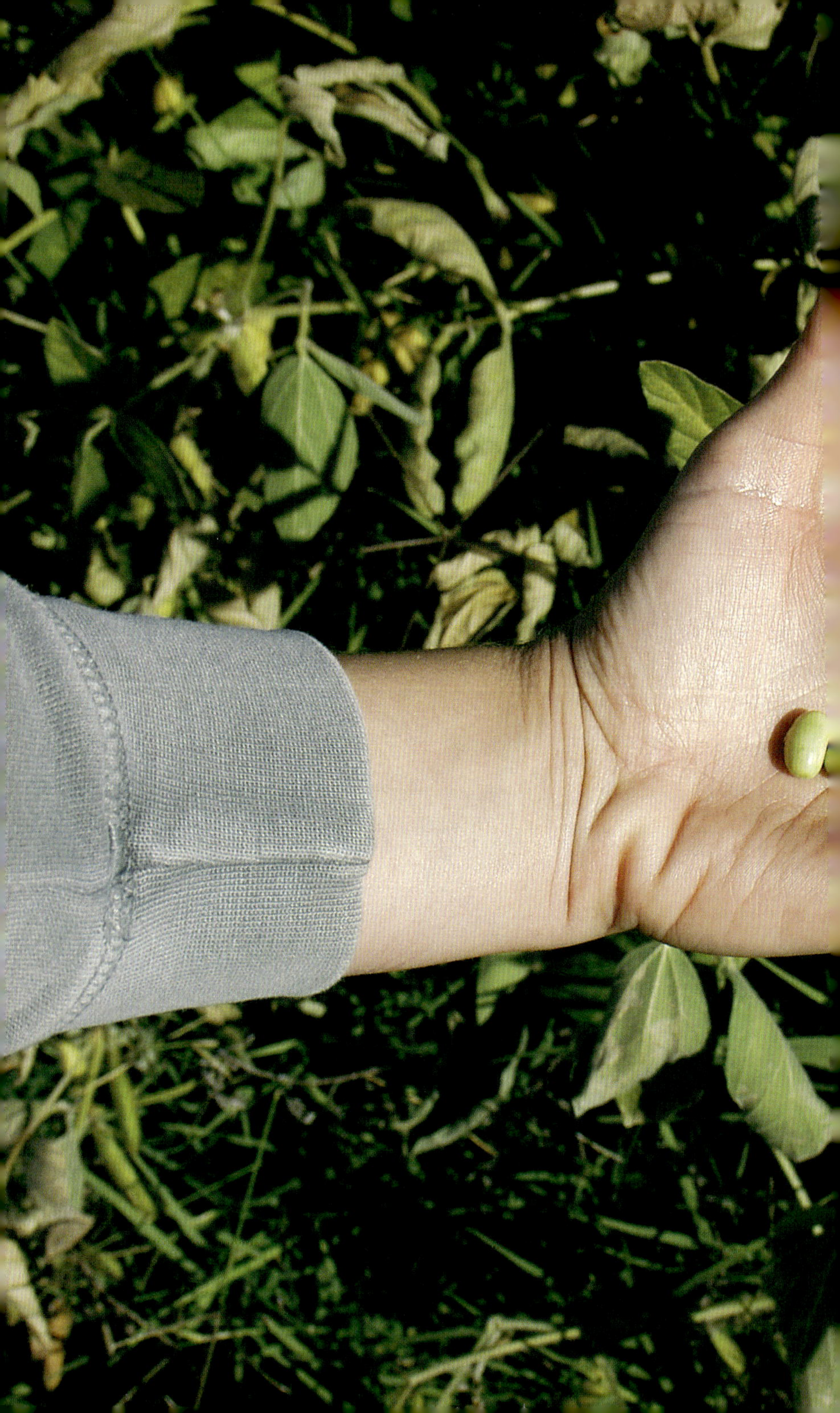

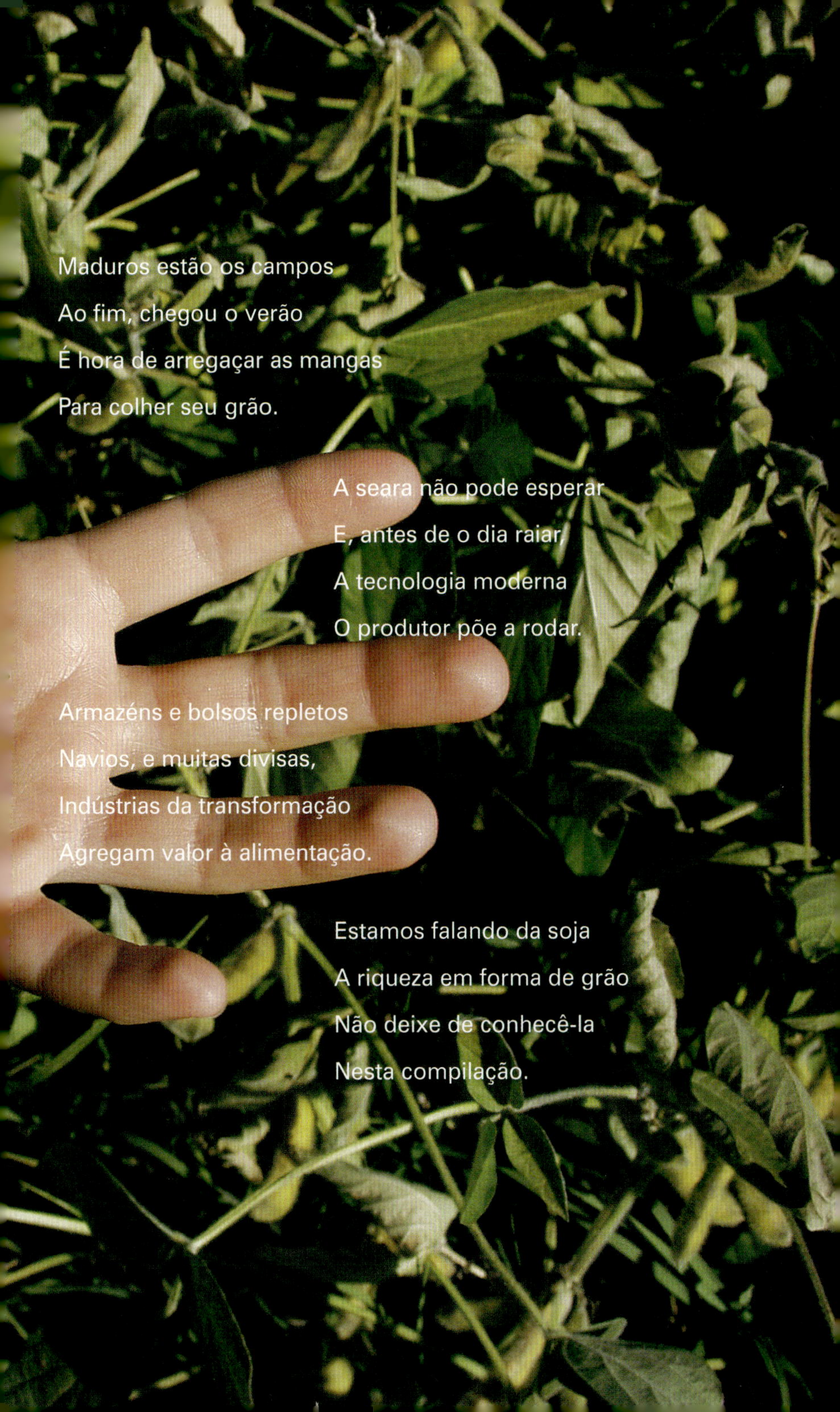

Maduros estão os campos
Ao fim, chegou o verão
É hora de arregaçar as mangas
Para colher seu grão.

A seara não pode esperar
E, antes de o dia raiar,
A tecnologia moderna
O produtor põe a rodar.

Armazéns e bolsos repletos
Navios, e muitas divisas,
Indústrias da transformação
Agregam valor à alimentação.

Estamos falando da soja
A riqueza em forma de grão
Não deixe de conhecê-la
Nesta compilação.

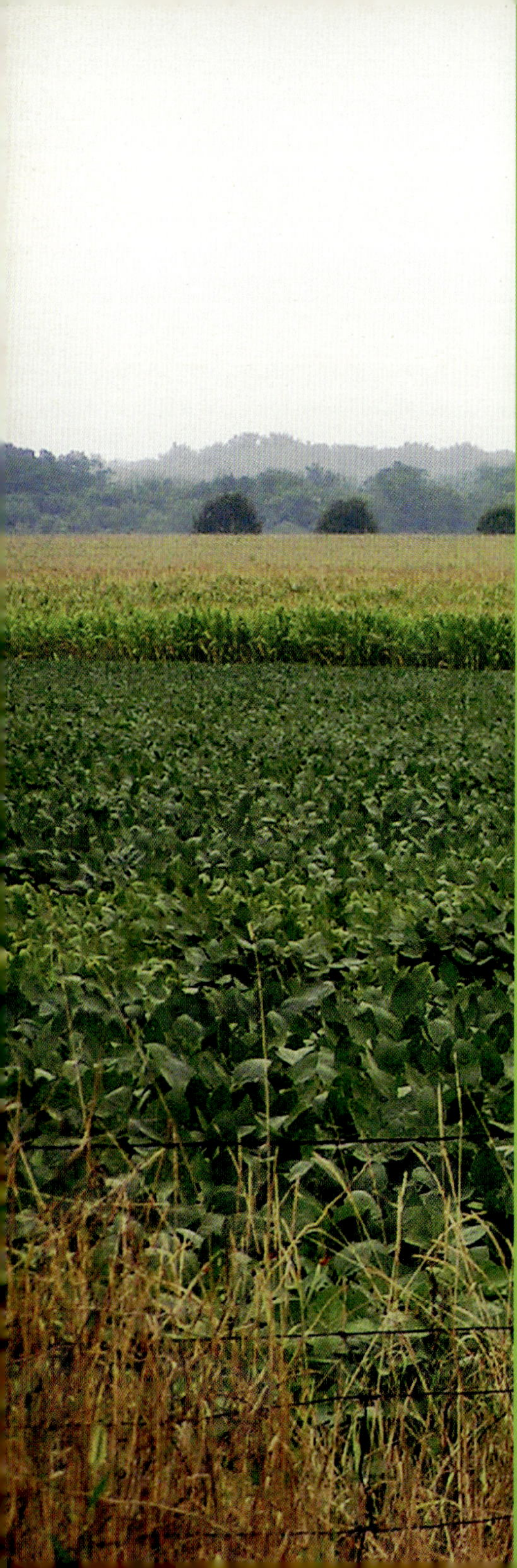

Introdução

Quando falamos em soja, a primeira idéia que nos vem é seu significado econômico, além da imagem de plantações a perder de vista que enfeitam os campos pelo país afora. Em seguida, associamos a soja à indústria que a transforma para torná-la alimento humano e animal.

Este livro foi feito para você, que se interessa em saber mais a respeito deste poderoso grão, que é a soja. Sua leitura é informativa e descontraída, apresentando-lhe a natureza e a produção econômica obtida a partir dela.

Saberá, por exemplo, que, no Oriente, a soja é considerada uma dádiva dos céus e, por isso, chamam-na de "o grão sagrado". Ao final do livro, você, talvez, passe a tomar leite de soja ou a comer carne de soja...

Enfim, suas informações sobre o assunto serão incrementadas e novos hábitos poderão passar a fazer parte da sua alimentação.

História da Soja

A soja originou-se no sudeste e leste asiáticos, principalmente na China, onde inicialmente era uma planta rasteira. Assim sendo, os chineses foram os primeiros a cruzar duas espécies de soja selvagem, atingindo, desse modo, a evolução da leguminosa.

Há indícios de que, há mais de cinco milênios, os chineses já cultivavam a soja. Sua importância na vida social e econômica da China era tamanha que o próprio imperador participava dos festejos comemorativos ao plantio.

Pesquisadores acreditam que o leite de soja coalhado, tofu, tenha sido inventado entre 206 a.C. e 23 d.C., pois foram encontrados resquícios de produtos de soja fermentados daquela época.
Ela representou, durante milênios, a carne, o leite, o queijo, o pão e o óleo para os povos da Ásia. Significava moeda conversível, pois podia ser vendida à vista ou trocada em mercadorias.

Mas foi somente em 1640, que a soja chegou à França. O Ocidente, contudo, ignorou o seu cultivo até a segunda década do século XX, quando os Estados Unidos iniciaram sua exploração comercial.

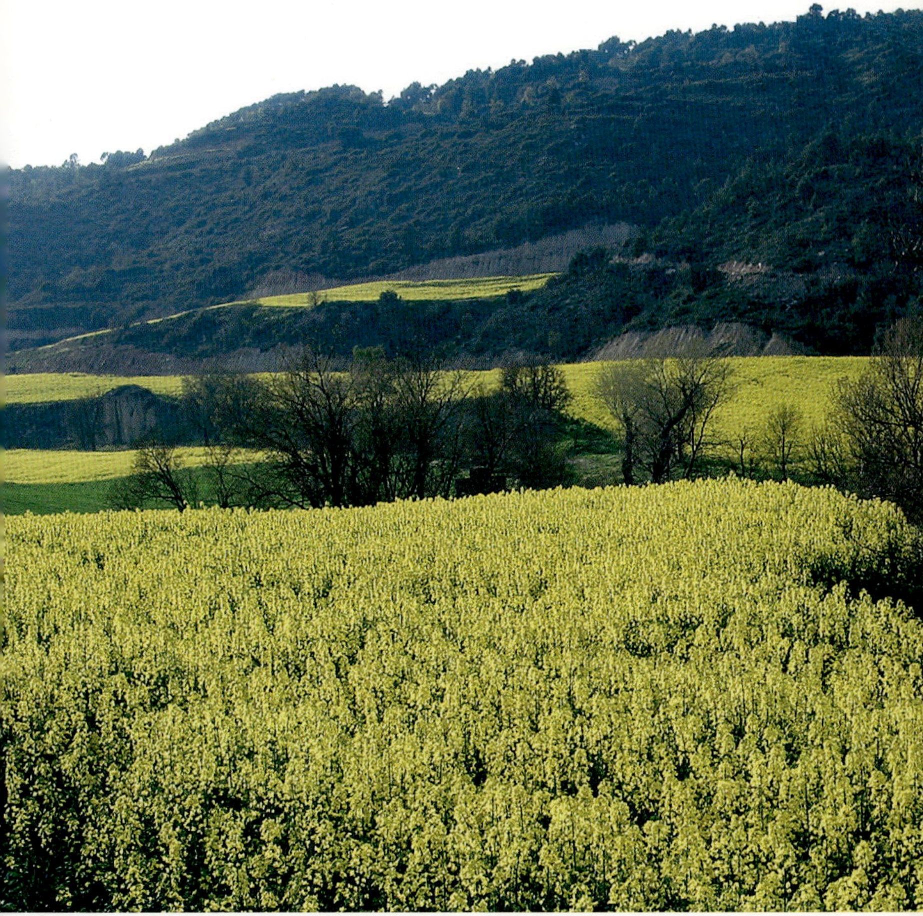

Se a soja interessa principalmente pelos grãos, a planta inteira é ótima forragem, comparável à alfafa e ao trevo, motivo pelo qual sua produção vem aumentando no mundo. A soja também é a principal fonte de proteínas da dieta chinesa e desempenha um importante papel nas indústrias agro-alimentícias daquele país. No Ocidente, ainda não a incorporamos, com essa mesma intensidade, aos hábitos alimentares.

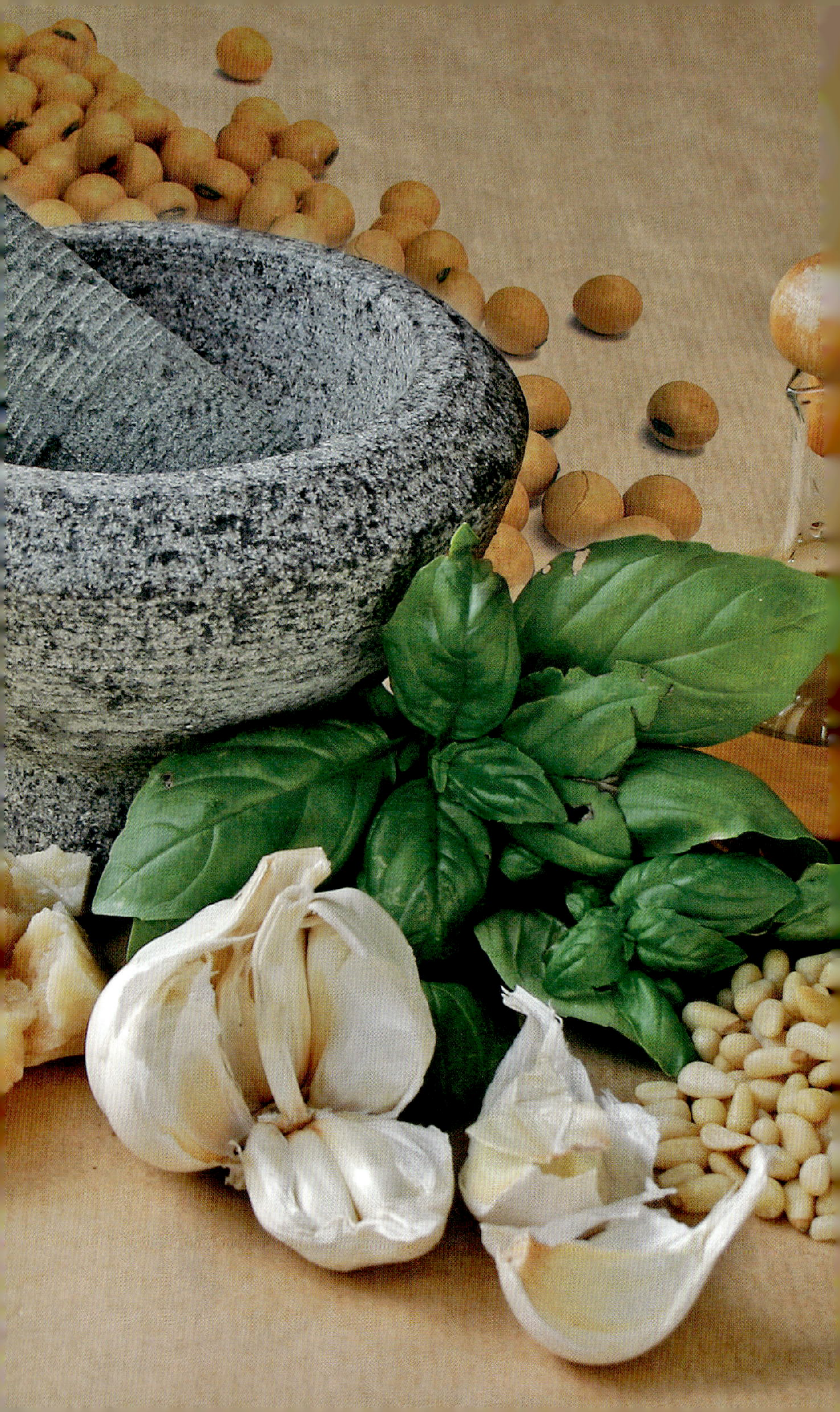

Curiosidades

- A palavra soja vem do japonês shoyu.
- Um quilo de soja equivale a 2,2 quilos de carne bovina, ou a cinco dúzias de ovos, ou a 12 litros de leite, ou a 1,5 quilo de queijo.
- O óleo de soja é o mais utilizado pela população mundial no preparo de alimentos. Também é extensamente usado em rações animais.
- A quantidade do teor de óleo extraído do grão da soja ultrapassa dez vezes o encontrado no milho ou em outros cereais e, sob o ponto de vista nutricional, é superior aos óleos e gorduras animais.
- O cultivo acontece ao longo da Ásia, América do Norte e América do Sul.
- O Brasil ocupa a segunda posição na produção de soja, estando atrás apenas dos Estados Unidos. Outros grandes produtores são a Argentina, a China e a Índia.
- A soja é excelente protetora do solo contra a erosão, e, nos Estados Unidos, também é usada como adubo verde.
- Na indústria, a soja é largamente utilizada na produção de lubrificantes, explosivos, adesivos, isolantes elétricos, tintas de impressão e vários outros produtos, inclusive, estabilizadores de gasolina.
- As plantações de soja estão sendo geneticamente modificadas e o resultado final é utilizado em um número crescente de produtos. Atualmente, 80% de toda a soja cultivada sofreram mutação genética.
- A soja é considerada uma fonte de proteína completa, isto é, contém os aminoácidos essenciais que devem ser providos ao corpo humano através de fontes externas.
- A farinha de soja é cinco vezes mais rica em proteínas e vinte vezes mais rica em gordura do que a farinha de trigo.
- Para se ter noção do poder nutritivo da soja, ela é o único alimento protéico fornecido a populações famintas. Essa constatação ocorreu nas crises humanitárias de Biafra (década de 70), Etiópia (década de 80) e Somália (década de 90).

Conheça a Soja

A soja é uma planta herbácea, pertencente à família das Leguminosas, cuja espécie mais conhecida é a Soja Max ou Glicine Max, e se apresenta como um arbusto de porte pequeno, flores brancas, amarelas ou cor de violeta e abundância de folhas verde-escuro.

O plantio ocorre quando a claridade do dia atinge seu ápice, ou seja, no verão, e a colheita acontece bem no fim da estação do calor. Pode-se afirmar que as folhas amarelas da soja indicam a chegada do outono. São o prazer do campo, pois significam fartura, alimento, dinheiro...

As sementes de soja são lisas, ovóides, globosas ou elípticas e podem ser brancas, amarelas, escuras, negras, vermelhas, vermelho-escuras, verdes, verde-amareladas ou matizadas. Possuem pequeníssima quantidade de amido, sendo que as amarelas, as mais ricas em óleo, não contêm amido.

A soja, "carne vegetal" ou "carne sem osso", é um alimento com valor nutricional semelhante à carne, ao leite, queijo, manteiga e ovos, e é aplicada em clínicas de pediatria e no tratamento de convalescentes.

A industrialização da semente da soja produz óleo e farelo. O óleo de soja é de fácil digestão. O farelo é um alimento protéico vegetal precioso, de alto valor nutritivo.

Composição

Tabela de composição de cada 100 gramas:

	Soja Crua	Soja Cozida
Calorias	395	160
Glicídios	30g	12,8g
Proteínas	36,1g	14g
Lipídios	17,7g	7,1g
Cálcio	226mg	90mg
Fósforo	546mg	218mg
Ferro	8,8mg	3,4mg

Além da composição acima, a soja contém aminoácidos essenciais, vitaminas, ácido fólico e bioflavonóides (moléculas que auxiliam no equilíbrio hormonal).

É especialmente recomendada para esportistas, porque seus grãos contêm, em média, o dobro de proteínas da carne, fator decisivo para o desenvolvimento muscular.

Dos vinte aminoácidos que o ser humano requer, onze são produzidos pelo nosso organismo. Já a proteína da soja se encarrega de prover os demais. Daí, a soja ser considerada o único vegetal que oferece um perfil protéico completo.

Na verdade, as proteínas da soja podem melhorar a qualidade nutricional de outros alimentos. Por exemplo, na soja, há uma quantidade de lisina que supera as necessidades humanas, o que pode corrigir a deficiência existente em outros produtos, como no trigo e no milho.

A soja é, inclusive, excepcionalmente rica em minerais, como fósforo e potássio, bem como tem boa proporção de cálcio.

É, também, fonte de, praticamente, todas as vitaminas, como A, D, E e K, além de ser livre de colesterol e apresentar baixo teor de gordura saturada.

Orientações para o uso adequado

AO COMPRAR, você encontra variadas espécies de soja, diferenciadas pela cor dos grãos. Os mais apreciados são os que têm as tonalidades que vão da cor pérola ao amarelo e marrom-claro.

Quanto mais nova for, mais rápido é o cozimento da soja. Ao comprar a granel, verifique se os grãos estão inteiros, sem mofo, umidade ou caruncho. Se a soja estiver empacotada, prefira as embalagens transparentes, que facilitam a visão.

Procure saber o que foi usado para a sua conservação, pois se foram utilizados agrotóxicos clorados ou mercuriais, pode representar perigo para o consumo.

GUARDE-A em lugar fresco, sem umidade e em recipientes fechados para que se conserve em bom estado por mais tempo.

O PRÉ-PREPARO DA SOJA EM GRÃO é fundamental para o consumo. O sabor intenso, ainda não assimilado por nossa cultura, é o grande inimigo da soja. Para eliminá-lo, basta

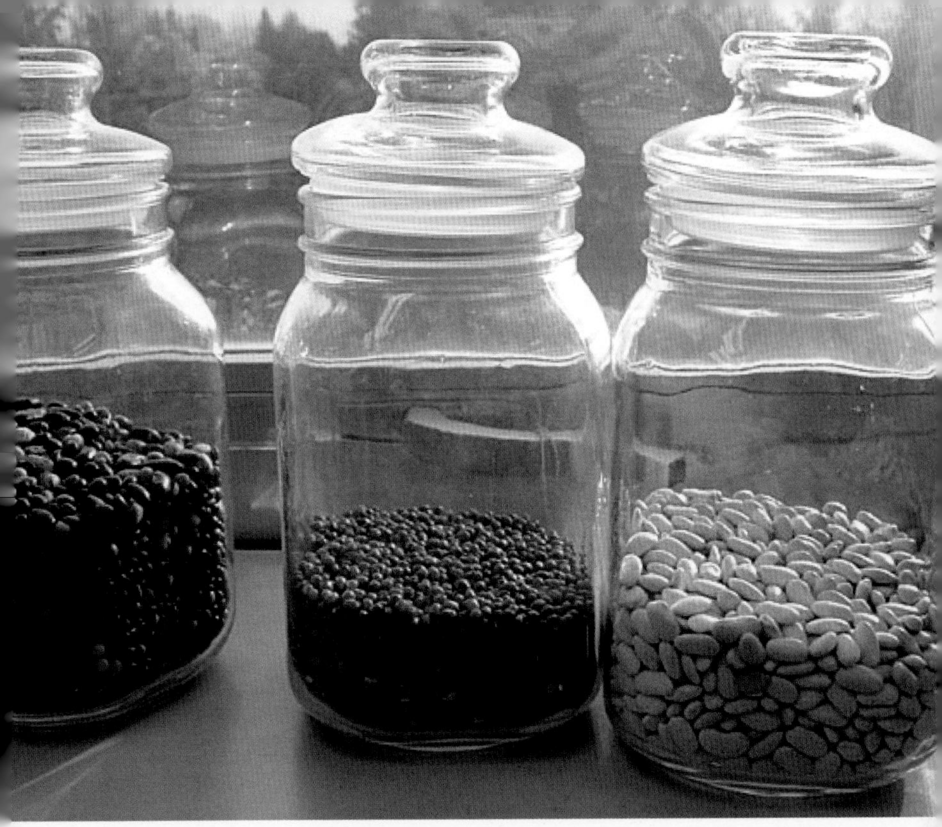

fervê-la por dois minutos para, então, jogar fora essa água.

PARA O COZIMENTO, após o pré-preparo, coe a soja num pano de algodão e esfregue os grãos. As cascas irão se desprender facilmente. Cozinhe os grãos em panela de pressão pelo mesmo tempo que você costuma cozinhar o feijão.

EVITE O ENTUPIMENTO da válvula da panela de pressão causado pelas eventuais casquinhas que se soltam do grão, colocando uma colher de sopa de óleo na água.

PARA TEMPERAR A SOJA, utilize os mesmos condimentos que você usa no feijão: cebola, alho, louro e sal.

Derivados

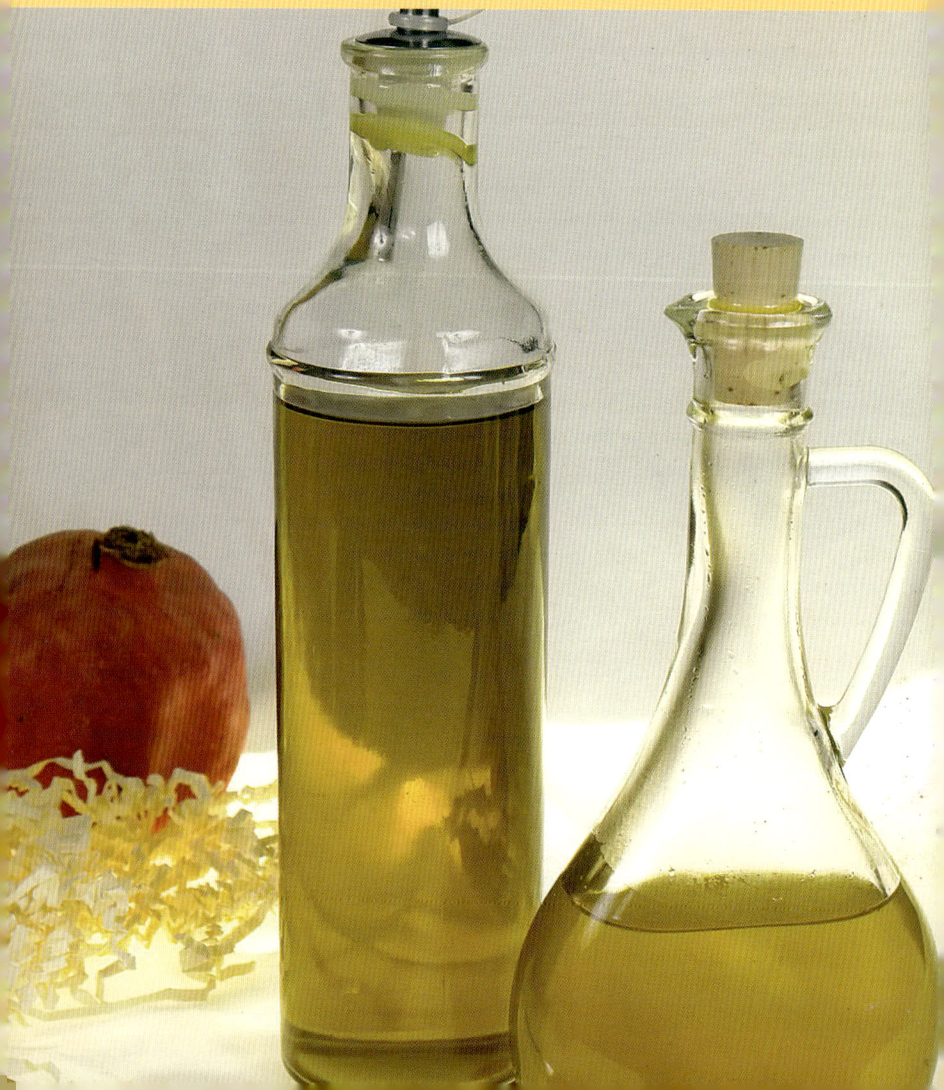

Vários alimentos naturais podem ser obtidos a partir da soja:

- Fermentados: shoyo, misso, natto, tempeh e sufu.
- Não fermentados: leite de soja, tofu, yuba e kinaco.

Os derivados da soja são igualmente muito ricos em proteínas e sais minerais facilmente assimiláveis, considerados, portanto, alimentos de excelente qualidade nutricional.

LECITINA DE SOJA

É um aminoácido que também pode ser adquirido em cápsulas.

A lecitina de soja é rica em fosfato, vitaminas do complexo B e fornece ácidos graxos poliinsaturados, substâncias que fazem com que o organismo sintetize outros nutrientes necessários. Fonte de cálcio, ferro, magnésio e vitamina A, ela tem ainda ação antioxidante e protege mucosas, pele, cabelos e unhas.

Excelente coadjuvante para a preservação das artérias do coração; ajuda a reduzir os níveis de colesterol e triglicérides do sangue.

LEITE DE SOJA

Pode ser encontrado na forma líquida ou em pó. Contém baixíssimo teor de açúcar, não tem colesterol, possui um terço a menos de gordura do que o leite animal e é rico em lecitina e ferro. Contudo, tem menor teor de cálcio e de carboidratos, importantes para os ossos e como fonte de energia. Esses nutrientes, entretanto, podem ser acrescidos ao leite de soja.

Artesanalmente, é obtido através de um processo pelo qual se deixa a soja de molho em água quente por algumas horas. Depois, remove-se sua casca e se tritura os grãos, acrescentando água, mistura que, então, é cozida, filtrada e

prensada.
O leite de soja pode substituir o leite animal e ser utilizado no preparo de cremes, maioneses, ricota, iogurtes, vitaminas, sopas, mingaus ou achocolatados. Por não conter lactose, substitui o leite, principalmente nos casos de intolerância ou alergias às suas proteínas ou à lactose.
Em alguns países do Oriente, é indicado para diabéticos (por conter baixíssimo teor de açúcares), para anêmicos (contém ferro, ao contrário do leite de vaca) e nos cuidados pós-operatórios (não produz gases).

"SHOYU" OU MOLHO DE SOJA

É um líquido de sabor salgado, cor marrom-avermelhada e aroma característico, produzido durante a fermentação. Usa-se soja, trigo e sal para a sua produção.
É utilizado como condimento. Recomenda-se usar aquele que não possui açúcar ou glutamato monossódico em sua composição.

"MISO" OU MISSÔ

Pasta levemente salgada, produzida a partir da mistura de arroz com o fungo Aspergillus oryzae, que, após a fermentação, forma o Koji. Este é misturado à soja cozida, sal marinho e água para uma segunda fermentação, que pode levar até seis meses. O missô é usado em sopas, patês, como tempero de saladas, refogados e no molho para macarronadas.
Na medicina natural, por ser fonte de lactobacilos, é respeitado como excelente desintoxicante do organismo, pois reconstitui a flora intestinal, além de manter a pele bonita. O missô deve ser acrescido ao prato logo após o término de seu preparo, pois a fervura ou o calor reduz seu poder nutritivo e medicinal.

"TEMPEH"

É um alimento consistente e encorpado, preparado através da fermentação da soja descascada e cozida. De sabor suave, combina com temperos fortes, como curry, shoyu, alho, gengibre, manjericão e ervas finas.

É recebido no Brasil como "o salmão dos vegetarianos", por sua singularidade e pela soma de nutrientes biodisponíveis. De textura firme, o tempeh se diferencia de outros fermentados de soja, porque pode ser fatiado, ralado ou picado, assado, refogado ou frito.

TOFU OU QUEIJO DE SOJA

É uma espécie de queijo obtido a partir do leite de soja, ao qual é acrescido sulfato de ácido ou ácido cítrico em um coagulante (coalho), cuja função é aglutinar as proteínas, formando uma massa branca, gelatinosa e bastante frágil. Altamente nutritivo, rico em proteínas e em ácidos graxos poliinsaturados e de fácil digestão, o tofu não tem o sabor do queijo tradicional. Na verdade, não tem sabor algum - e, por isso, pode ser temperado a gosto ou usado na culinária.

ÓLEO

Por ser rico em gordura poliinsaturada, faz parte do contingente de óleos recomendados pelos médicos para proteger o coração.

Entretanto, o óleo de soja não contém todos os nutrientes existentes no grão, pois alguns deles se perdem por causa das altas temperaturas usadas no processo de refino.

"CARNE" DE SOJA

Proteína texturizada, granulada e em pedaços, ou carne de soja. É obtida após o processo de extração do óleo do grão. Absorve facilmente o sabor dos temperos e, por ser pré-cozida, dispensa cozimento prolongado.

Pode substituir a carne moída ou picada em diversas preparações: hambúrgueres, croquetes, picadinhos, recheios, sopas, refogados, feijoada vegetariana, "strogonoff" etc.

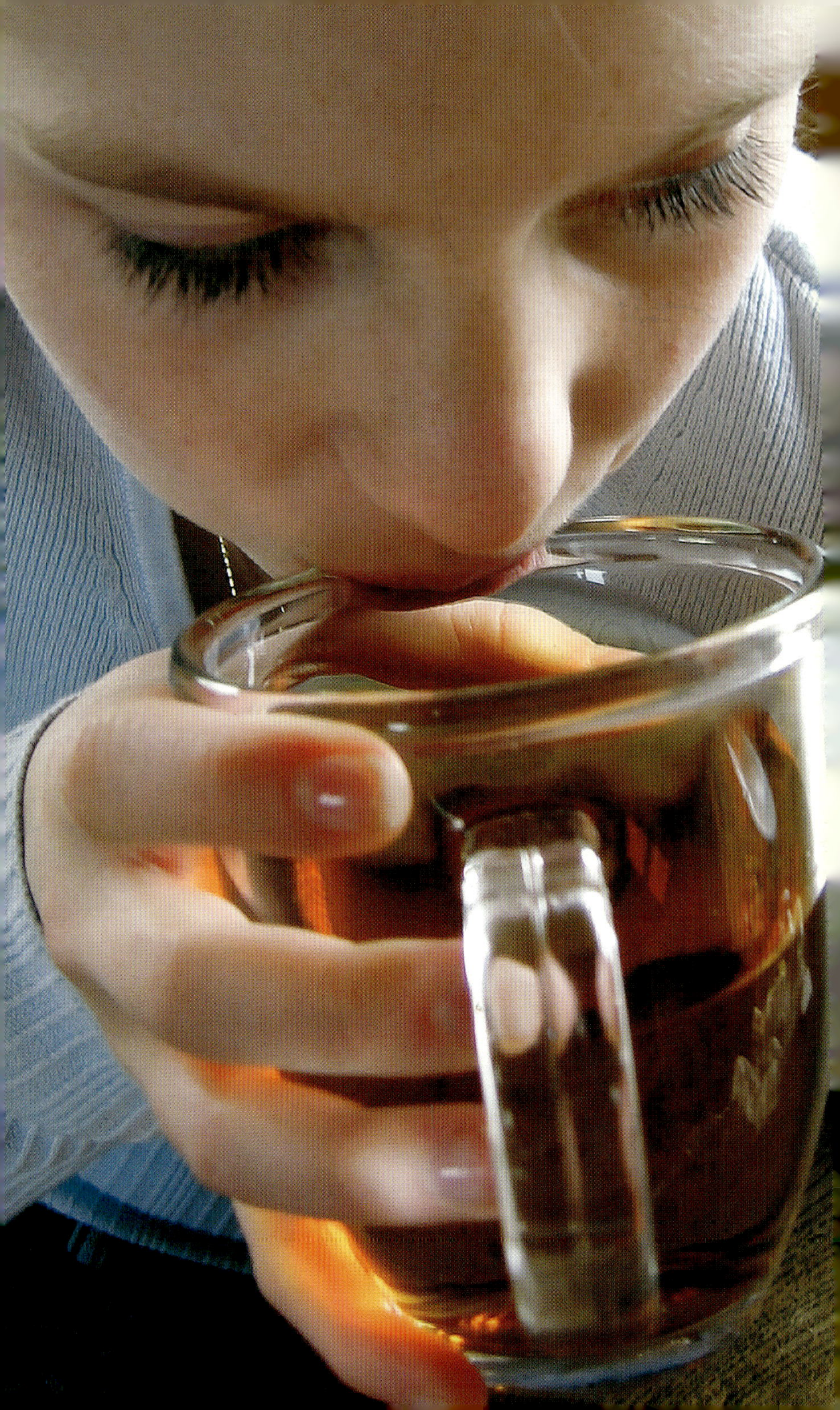

A Soja e a Saúde

No Oriente, desde sempre, a soja tem sido indicada como remédio específico para as funções do coração, fígado, rins e pulmões. Também lhe é atribuído efeito purificador e eliminador das toxinas do organismo.

Outrossim, as pesquisas médicas confirmam: a dieta rica em fibras e com baixos teores de gordura saturada, aliada a exercícios físicos e a um estilo de vida saudável, auxilia no controle da obesidade e protege contra doenças cardiovasculares, câncer, osteoporose e diabetes. E é aqui que entra a soja, tão abundante na produção de alimentos no país.

A soja é recomendada para evitar e combater: anemia; colesterol; arteriosclerose; diabetes; doenças nervosas, de pele, dos rins; infecções e tumores; fraqueza e esgotamento; reumatismo; artrite; gota; ácido úrico; prisão de ventre (o azeite); problemas cardíacos; problemas do estômago, do fígado, intestinais; e pressão alta.

ALERGIA – para pessoas que têm alergia ao leite animal, o leite de soja o substitui.

ACNE – compostos presentes na soja aceleram a cicatrização da pele.

CÉLULAS NERVOSAS E MEMÓRIA – a lecitina de soja auxilia na manutenção do funcionamento das células nervosas, beneficiando a memória.

COLESTEROL – o consumo diário de 60 gramas de proteína de soja ajuda a abaixar o nível de colesterol LDL. As fibras dos grãos da soja têm a capacidade de captar partículas maiores de gordura, fazendo com que não sejam absorvidas pelo corpo.

CRESCIMENTO – a soja ajuda a formar ossos, músculos e dentes. Contudo, há estudos que indicam que não deve ser consumida durante a gravidez e a amamentação, pois pode acarretar mudanças sutis no desenvolvimento infantil, como alterações em atributos neurocomportamentais, em funções imunológicas e nos níveis de hormônios sexuais.

DIABETES – as fibras da soja exercem importante papel na adequação dos níveis de glicose no sangue, regulando sua absorção e auxiliando no controle do diabetes.

FUNCIONAMENTO INTESTINAL – a soja possui alto teor de fibras, favorecendo o bom funcionamento intestinal.

MENOPAUSA – as isoflavonas (fitoestrógenos) contidas na soja atuam diretamente no sistema hormonal, funcionando como repositoras hormonais naturais ao reequilibrar os níveis de estrogênio em mulheres na fase do climatério, reduzindo os sintomas da menopausa.

OSTEOPOROSE – as isoflavonas aumentam a reabsorção óssea de cálcio. Para tanto, o consumo diário de 40 gramas de soja desacelera o avanço da osteoporose e aumenta a densidade óssea.

PREVENÇÃO DO CÂNCER – os grãos de soja contêm um composto chamado genisteína, que possui ação estrógena, atuando na prevenção do câncer de mama, útero, cólon, estômago, pulmão e reto. Estão sendo feitos estudos por pesquisadores do Centro de Câncer Davis, da Universidade da Califórnia, EUA, sobre o efeito do extrato de soja no tratamento do câncer de próstata.

TPM – o consumo de soja diminui a tensão pré-menstrual.

TUMORES NA PELE – conforme estudos feitos em camundongos, a incidência de câncer de pele diminui com a aplicação da lunasina, uma proteína da soja.

Importante: não esquecer de que as informações aqui encontradas são métodos coadjuvantes e preventivos, e não substituem o tratamento médico.

As Mulheres e a Soja

O consumo da soja é ótimo para as mulheres. É especialmente recomendado após os 45 anos de idade, época em que a mulher passa a necessitar de tratamento para a reposição hormonal. Porém, nada impede que seu consumo já ocorra antes dessa idade.

Na menopausa, quando os níveis de estrogênio no corpo diminuem, muitas mulheres optam pela reposição hormonal sintética. Esse tipo de tratamento, apesar de amplamente difundido, ainda causa polêmica com relação aos efeitos. Os riscos aumentam por causa das diferenças entre o hormônio sintético e o natural.

E, aqui, entra uma constatação curiosa: 85% das mulheres americanas dizem ter sintomas da menopausa, enquanto entre as japonesas, apenas 25% reclamam deles. Fica evidente que o hábito das japonesas de consumir mais produtos a partir da soja as deixa menos expostas aos sintomas.

Ondas de calor, desconforto, mudanças de humor e declínio das funções cognitiva e sexual podem ser reduzidos ou até mesmo desaparecer com o consumo da soja que, ao fazer a reposição hormonal de forma natural, ainda diminui os riscos de câncer mamário e de doenças do sistema cardiovascular.

A soja e seus produtos derivados são armas eficazes contra a falta de estrógeno no corpo, pois a isoflavona, fitoestrógeno contido na soja, apesar de não substituir o estrógeno, é uma molécula que imita o hormônio feminino fabricado pelos ovários.

Assim, antes de se decidir pela reposição hormonal para combater os sintomas da menopausa, considere, também, uma mudança nos seus hábitos alimentares.

A Soja na Cosmética

Outra novidade em decorrência da tecnologia e do grande volume e facilidade na produção da soja é sua utilização na área da cosmética.

Seu princípio ativo é a isoflavona, que inibe a ação de enzimas que dificultam a produção das fibras responsáveis pela sustentação e elasticidade da pele. É por essa razão que os cremes que combatem a celulite, os de rejuvenescimento e hidratantes, assim como os xampus e produtos para remover maquiagem levam a soja como ingrediente.

Os especialistas atestam que o uso regular desses produtos à base de soja melhora a elasticidade, a pigmentação e a textura da pele, porque aumentam a produção de colágeno e elastina.
Além disso, o cabelo também se beneficia com os componentes da proteína hidrolisada da soja, que proporcionam brilho e maciez a ele.

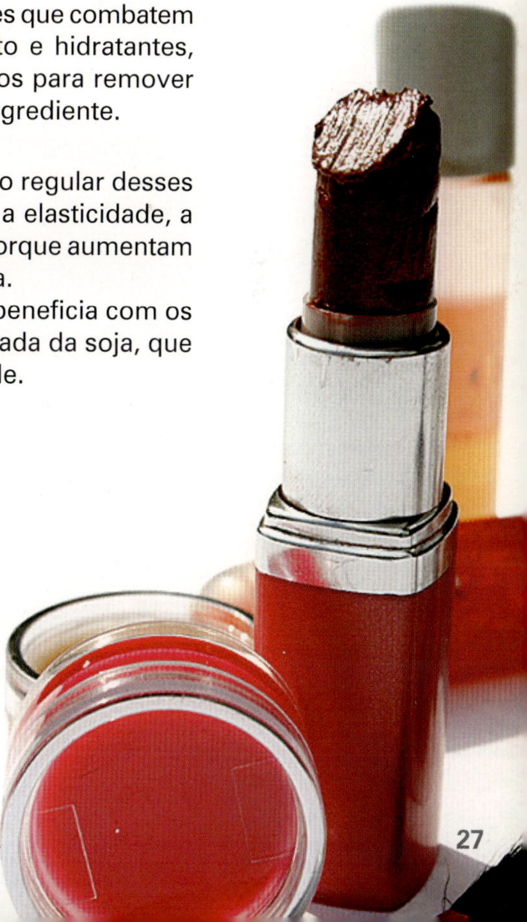

A Soja na Culinária

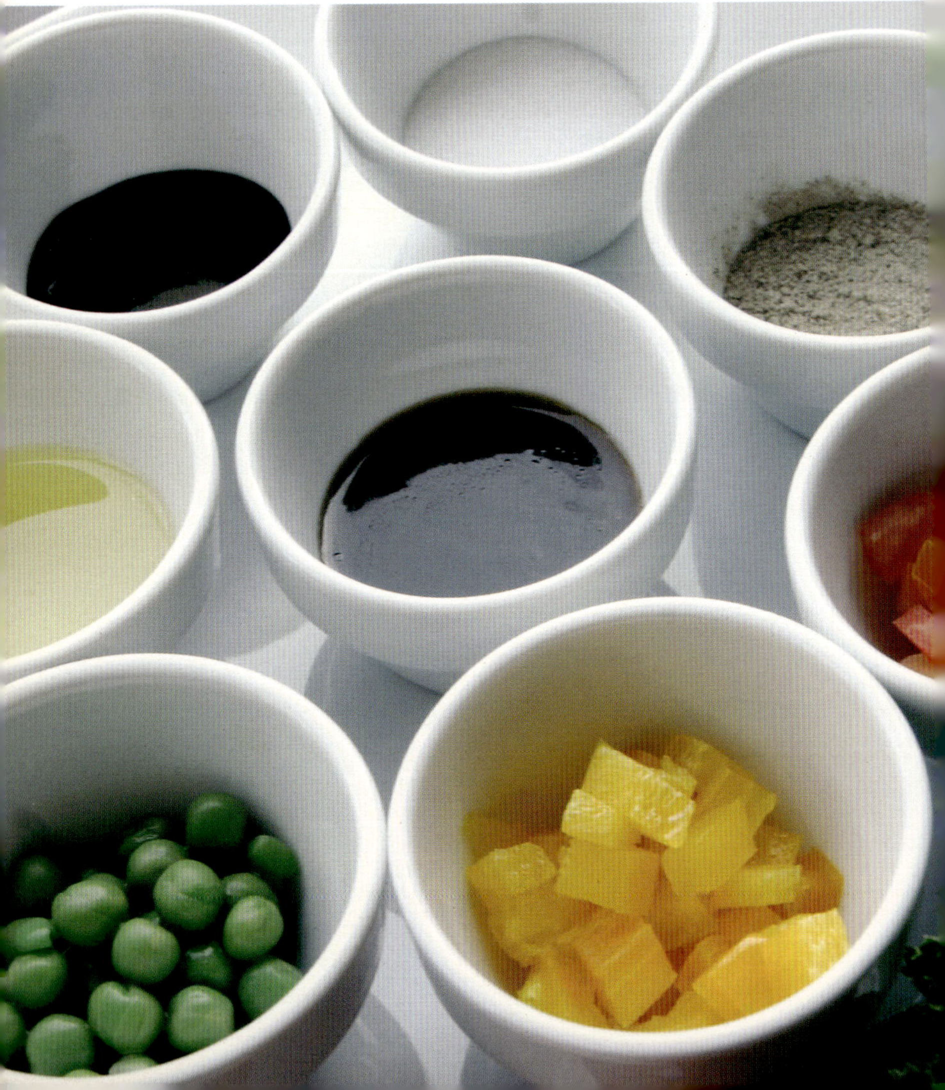

A soja deve ser consumida cozida. Facilita a digestão e a cocção permite que sejam aproveitados os aminoácidos contidos em seus grãos.
O valor nutritivo da soja é o dobro do da carne, além de possibilitar mais fácil digestão. Suas vantagens sobre a carne vão além: não aumenta a pressão sangüínea, não excita os nervos, inexistem compostos purínicos, por isso, não forma ácido úrico e faz com que seja recomendada como alimento dietético.
Muitas pessoas estranham o sabor dos produtos de soja, principalmente o do leite. É uma questão de hábito. As crianças chinesas, por exemplo, não gostam do leite de vaca!
Logo, para que a soja seja aceita em nossa cozinha, é importante que isto ocorra de modo consciente de seus benefícios, sem radicalizar.
Uma das formas mais freqüentes de utilização da soja é através da sua proteína texturizada, a qual é obtida industrialmente. Para prepará-la, basta colocar, para cada parte de proteína texturizada, uma parte de água morna, deixando hidratar por 10 minutos. Depois, é só usá-la em salgados ou doces. Feito o preparo, pode-se dar os seguintes empregos à soja: substituta da carne moída, recheio de bolos, tortas, mingaus e pudins; substituta da farinha de trigo, milho e mandioca.

Receitas com Soja

Leite de Soja

1 xícara (chá) de soja (grãos secos)
4 xícaras (chá) de água fervendo
2 colheres (sopa) de açúcar
¼ (um quarto) de colher (chá) de sal
Água fria, conforme a quantidade de massa de soja obtida.

- Selecione a soja, ponha-a numa panela e lave-a. Escorra a água.
- Coloque água fervendo sobre a soja e deixe-a de molho entre 10 e 15 horas.
- Passado este tempo, retire as cascas, esfregando os grãos entre as mãos. Jogue fora as cascas e a água em que a soja ficou de molho.
- Moa o grão da soja na máquina de moer carne, com a peça lisa, aparando o leite que escorrer por trás da manivela.

- Meça a massa obtida e, para cada medida de massa, acrescente três de água fria.
Misture muito bem e leve ao fogo para ferver durante 10 minutos, mexendo sempre.
- Deixe esfriar um pouco e coe em tecido ralo, torcendo bem para extrair o máximo de leite. Adicione o açúcar e o sal e mexa.
- Conserve o leite na geladeira ou em lugar fresco. Deve-se ter o mesmo cuidado dispensado ao leite de vaca.

Observações: O leite de soja pode ser utilizado puro em todas as preparações em que se usa o leite de vaca. A massa obtida pode ser usada em croquetes, farofas, sopas e mingaus. Torrada, pode ser utilizada como farinha em bolos, broas e também em sopas e mingaus.

Farinha de soja

Escolha a soja. Torre-a em frigideira ou no forno. Quando os grãos estiverem dourados, passe pela máquina de moer que tenha peça fina.
Peneire a farinha. Guarde em recipiente bem vedado.

Tofu

1 quilo de grãos de soja
8 litros de água
4 colheres rasas (sobremesa) de sulfato de cálcio dihidratado ou cloreto de magnésio ou cloreto de cálcio.
- Lave os grãos de soja e deixe escorrer. Coloque-os em um recipiente e adicione água filtrada até cobri-los, deixando-os de molho em temperatura ambiente por uma noite (de 8 a 10 horas).
- Escorra a água e enxágüe os grãos.
- Transfira-os para um liquidificador; adicione 800 mililitros de água para cada 100 gramas de grãos de soja e liquidifique.

- Após, junte tudo numa panela de alumínio grossa e cozinhe por 10 minutos, mexendo sempre para não grudar no fundo.
- Deixe esfriar e coe em tecido de trama fina ou em tecido próprio para coar coalho de leite de vaca - "pano de queijo".
- Separe a porção líquida, ou seja, o "leite de soja" obtido, e meça o volume.
- Prepare o agente coagulante - sulfato de cálcio dihidratado ou algum dos outros acima recomendados. Para cada litro de leite de soja, dissolva uma colher de sobremesa rasa em ½ copo de água morna.
- Adicione o agente coagulante morno ao leite morno (75-80°C), mexendo com uma colher para misturar bem.
- Deixe o leite coagular e, após a formação do coágulo (tofu), deixe passar de 15 a 20 minutos sem mexer.
- Transfira o coágulo para uma fôrma (de plástico, aço inox ou madeira) perfurada e forrada com um tecido de malha fina e úmida. Cubra com uma tampa igualmente perfurada e que se encaixe no interior da fôrma. Prense a fôrma com pesos homogeneamente distribuídos sobre a tampa de 15 a 20 minutos.
- Coloque a fôrma contendo o tofu prensado dentro de um recipiente (bacia) que tenha água gelada e deixe por 5 minutos. A seguir, desinforme, removendo o pano.
- Corte o coágulo obtido (tofu) em pequenos pedaços (cubos) e coloque-os em um recipiente contendo também água gelada. Deixe os cubos na água gelada por 1 hora.
- Armazene, na geladeira, os cubos de tofu, usando um recipiente hermeticamente fechado com água gelada. Os cubos de tofu também podem ser armazenados em sacos plásticos selados, contendo parte da água gelada acima mencionada.

Obs.: conservar na geladeira entre 2 e 4°C .

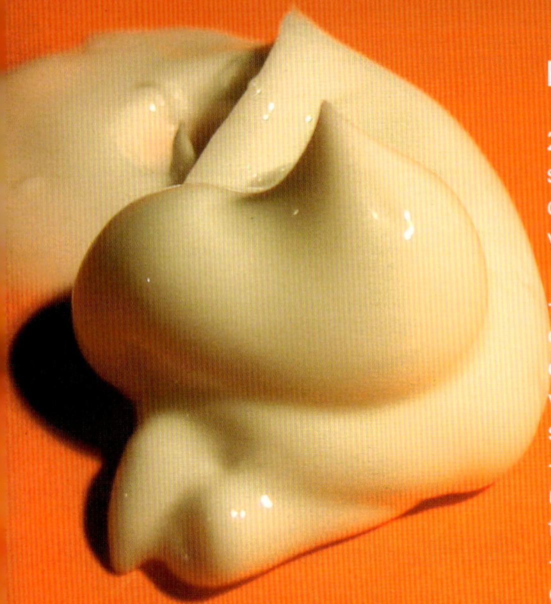

Patê de soja

2 litros de leite de soja, sal, pimenta, cebola, salsa, cebolinha, 1 xícara (chá) de vinagre.

- Esquente o leite de soja, junte o vinagre e deixe descansar por cerca de 15 minutos, quando você notará a separação do soro e do coágulo.
- Despeje todo o conteúdo em um pano fino e deixe escorrer todo o soro.
- Acrescente sal, pimenta, cebola, salsa e cebolinha picadinhas.

A dica é usar para sanduíches e recheio de pasteizinhos.

Patê de Ricota

½ ricota fresca (250g)
½ xícara de leite de soja
1 colher (sopa) de azeite
2 colheres (sopa) de cheiro-verde picadinho e sal marinho a gosto

Amasse a ricota, com um garfo, em uma tigela.
Vá acrescentando os demais ingredientes e misture bem.
Sirva com fatias de pão preto.

Bolinho de Soja

2 xícaras de chá de soja em grão, bem cozida
2 ovos; 4 azeitonas verdes sem caroço
2 dentes de alho; meia cebola
Cheiro verde; orégano e sal a gosto
2 colheres de sopa de farinha de trigo
Óleo.

- Triture bem os grãos no liquidificador. Junte os ovos e os temperos e misture bem.
- Despeje tudo em uma vasilha e acrescente a farinha de trigo, misturando bem.
- Unte uma assadeira com óleo e coloque a massa, às colheradas, deixando espaço entre os bolinhos.
- Leve ao forno, virando os bolinhos quando estiverem assados de um lado.

Ensopado de Soja e Palmito

100g de carne de soja
4 tomates grandes picados
1 cebola grande; 2 dentes de alho socados e salsa
4 colheres de sopa de azeite
250g de palmito em conserva, cortado em rodelas
1 colher de chá de massa de tomate
Caldo de carne; sal.

- Coloque a carne de soja de molho em água fria.
- Depois de hidratar (quando estiver mole), escorra a água e coloque na panela junto com o alho socado e a cebola em azeite. Refogue.
- Deixe cozinhar bem, em fogo brando.
- Depois, junte os tomates.
- Por fim, acrescente o palmito e o caldo da carne (uma xícara e meia de chá), o sal e a massa de tomate.
- Deixe em fogo brando até cozinhar bem.
- Sirva, acompanhado de arroz e salada.

Bolacha de Soja

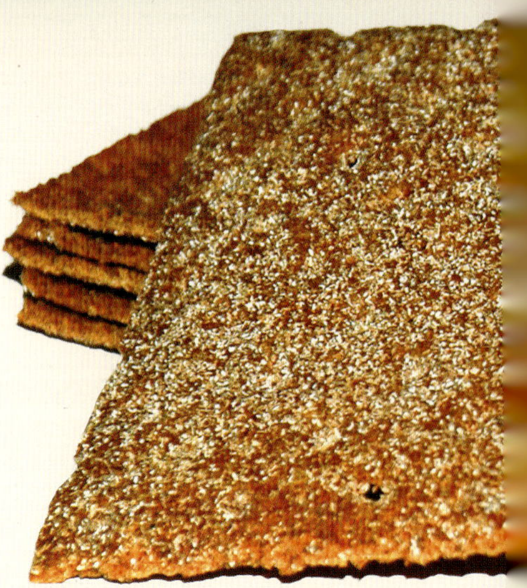

1 xícara (chá) de margarina
2 ovos, uma xícara e meia (chá) de açúcar
1 xícara (chá) de farinha de soja
1 xícara (chá) de coco ralado
3 xícaras (chá) de polvilho doce

- Bata, na batedeira, a margarina, os ovos e o açúcar até formar um creme.
- Misture a farinha de soja com o coco ralado ao creme, mexendo bem, e vá adicionando o polvilho doce até formar uma massa homogênea.
- Abra a massa com o rolo e corte os biscoitos no formato desejado.
- Coloque em fôrma untada e polvilhada com farinha de trigo. Asse em forno com fogo baixo por, mais ou menos, 10 minutos.

Rendimento: 120 unidades.

Creme de Leite de Soja

1/2 litro de leite de soja
um ovo; uma xícara (chá) de açúcar
2 colheres de maisena; sal

- Ponha o leite de soja para ferver.
- Adicione uma pitada de sal.
- Junte o açúcar e o ovo batido.
- Quando ferver, junte 2 colheres de maisena, misturando bem.
- Sirva com frutas picadas ou açúcar queimado.

Biodiesel de Soja

O biodiesel, ou "diesel natural", provém do aproveitamento de diversos vegetais, entre eles, a soja. Seu combustível é de queima limpa, ou seja, ecologicamente correto e pode ser utilizado como impulsionador para motores ou para gerar energia elétrica.

O biodiesel reduz a dependência do petróleo, melhora a qualidade do ar e proporciona uma nova etapa de desenvolvimento econômico e social, pois os vegetais, a partir dos quais é extraído, podem ser cultivados também pela agricultura menos favorecida. O combustível pode ser usado puro ou misturado ao diesel, sem necessidade de adaptação do motor. Além disso, essa tecnologia melhora a lubricidade do motor.

Nesse particular, o Brasil, como segundo maior produtor mundial de soja, leva vantagem por seu solo cultivável e território abundante. E o país poderá ainda se destacar como produtor de energia alternativa.

Bibliografia

BRÜNING, Jaime, A saúde brota da natureza. 2ª edição, Curitiba: Educa, 1985.

GOMES, Pimentel. A soja. 5ª edição, São Paulo: Nobel, 1986.

STEIN, Maria Angélica C. F.. A soja como fonte alternativa de proteínas. FURB, Revista de Divulgação Cultural nº 26, Blumenau: Imprensa Universitária, 1979.

Internet

http://www.bioativo.com.br/produtosnaturais-pesquisa-protdasoja.htm
http://www.culinariams.com.br/62.htm#IMPORTÂNCIA
http://www.iej.uem.br/shimbun.html
http://br.news.yahoo.com/articles/health/050408/11/t7c7.html
http://www.naturalescurantum.com.br/pro_nat.htm
http:www.abiove.com.br.infor.html
http://www.naturezaecia.com.br/produtos.htm
http://www.saudenarede.com.br/fitoterapicos/lecitina_de_soja.html
http://www.segredosdasoja.hpg.ig.com.br
http://www.soybean.com.br/nutricao.htm
http://www.tempeh.com.br/
http://www.universiabrasil.net/portada/actualidad/noticia_actualidad.jsp?noticia=92515h
http://www.webcalc.com.br/frame.asp?pag=http%3A//www.webcalc.com.br/esporte/composi_s z.html